AF310739

QUESTIONS
THÉORIQUES ET PRATIQUES

DÉDIÉES

A L'ACADÉMIE IMPÉRIALE DE MÉDECINE

DE LA GRIPPE DE 1837

&

DE SES TRANSFORMATIONS

CONCENTRATIONS ET EXPANSIONS VITALES

OU

DE DIVERS ÉTATS MORBIDES

&

DE LEUR TRAITEMENT

Par le Docteur MIARD

DE LA FACULTÉ DE PARIS

> La lumière est un attentat
> contre les ténèbres.
> DE LAMARTINE.
> *(Vie de Socrate.)*

SAINT - SEVER

IMPRIMERIE DE P. SERRES, LIBRAIRE ET MARCHAND DE PAPIERS.

1857

PRÉFACE.

Nous sommes-nous fait illusion sur la valeur théorique de quelques idées éparses dans les deux Mémoires que nous avons cru devoir soumettre au public ?... Si ce que nous disons sur l'oscillation *concentrique* et *excentrique*, sur ce mouvement de *va* et de *vient*, sur cette sorte de pendule vital qui, au milieu du jeu complexe et varié des différentes fonctions que révèle l'organisme, semble régler la santé comme les maladies, n'est qu'un rève, on sera au moins forcé d'avouer que les résultats importants auxquels ce rêve nous a conduit, ne sont pas indignes de l'attention de tout homme doué du sens philosophique : surtout lorsque nous déclarons avec une ferme confiance que, dans les mêmes circonstances, toute thérapeutique autre que celle que nous avons mise en lumière, deviendra impuissante. Et c'est sur ce point de vue pratique, plus spécialement, que nous avons voulu fixer l'attention.

Mais, nous dira-t-on, vous ne définissez pas votre pendule vital ?... — *Pratiquement*, nous le définissons ici, par les cas morbides dont nous parlons ; *théoriquement*, nous l'avons défini dans un Mémoire qui se trouve imprimé dans les *Annales de la Société médicale du département des Landes.* — Que l'on ajoute : « La question est indécise ; » elle n'est pas encore coulée à fond. » — D'accord. Pour cela, il faudrait remanier tout l'édifice médical. Cela ne se peut dans quelques lignes. Mais, si Dieu nous prête vie, au fur et à mesure que l'occasion s'en présentera, nous nous ferons un devoir d'ajouter quelques pierres à celles que nous consacrons aujourd'hui à la réédification du temple médical. Qui sait même si un homme de génie n'y mettra pas la dernière main?... C'est dans ce seul but que nous avons voulu que l'impression préservât nos idées de l'oubli, de la mort.

Th. HIARD, d.-m.-p.
de la Faculté de Paris.

DE LA

GRIPPE DE 1837

&

DE SES TRANSFORMATIONS

DANS QUELQUES LOCALITÉS DU DÉPARTEMENT DES LANDES.

Une épidémie franche, frappant la généralité des individus, se manifesta dans le département des Landes vers la fin du mois de Février de l'année 1837. C'était la grippe.

La réaction fébrile qui s'associait aux phénomènes de corysa, d'angine, de bronchite, quoique souvent assez intense, était presque toujours accompagnée d'un sentiment de malaise et d'anéantissement *particuliers* avec une tendance marquée à la transpiration, discordant avec ce que ce cortège morbide pouvait avoir de *matériel* quant à sa causalité.

Indépendamment de cette dernière circonstance, cet état rhumatique ressemblait assez, dès le début, à un état rhumatique ordinaire qui *touche* à sa fin, à la *résolution*. Aussi, les saignées furent rarement utiles. Si, quelquefois, elles suspendirent le mal, ou le calmèrent, le plus souvent, trois ou quatre jours après, la grippe de revenir ou de reprendre de la force, pour ne cesser que par sa crise naturelle, celle que son début avait indiquée, une action sur la peau ayant pour dénouement la sueur.

Fort souvent après une saignée qui paraissait avoir été justifiée par l'état du pouls, la turgescence de la peau, la rougeur des conjonctives, on vit des malades languir pendant plusieurs jours, quelques semaines et même quelques mois; parfois, aussi, la mort s'en suivit.—Trois ou quatre jours de boissons chaudes, édulcorées avec du sirop de violettes, la chaleur du lit, quelquefois de l'éther et du castoréum suffirent, au contraire, pour mener constamment les malades à bonne fin. Il est vrai que nous eûmes toujours soin, pour maintenir l'égalité de température qui nous parût indispensable à une prompte et bonne guérison, de défendre expressément de refaire le lit des malades, jusqu'à disparution complète, ou à peu près, de tous les symptômes morbides.

Quoi qu'il en soit, les douleurs variées, ou céphaliques, ou musculaires ; pleurodyniques, dorso-lombaires, surtout, qui accompagnaient la grippe ; le désaccord sympathique entre l'intensité de l'irritation *grippeuse* et l'état fébrile, souvent la presque nullité de ces derniers symptômes remplacés par des angoisses, les douleurs proteiformes, une sorte d'asthme ou de catharre suffoquant, la marche en quelque sorte uniforme de ces phénomènes variés *quant à leur terminaison heureuse ou malheureuse*, selon le mode de traitement employé, nous firent bien vite entrevoir que ce n'était pas là la copie d'une affection bronchique ou rhumatique ordinaires.

Indépendamment de cet état d'étonnement, de cet état de demi-stupeur de beaucoup de malades ; de cette *faiblesse notable* qui accompagna ou suivit la grippe en la *différenciant* si bien d'une bronchite *commune*, pour être plus amplement convaincu de ce fait, nous fûmes encore témoin d'un ordre de phénomènes des plus intéressants dont la naissance semblait souvent pouvoir être attribuée à cette grande impressionnabilité aux transitions de température atmosphérique que présentèrent les malades.

Ce furent d'abord une foule d'engorgements pulmonaires, de crachements de sang, matériellement parlant, de véritables pneumonies, dont la formation fut d'autant plus *certaine*, que le traitement anti-phlogistique avait été, ou paru, plus *rationel ;* ce qui semble impliquer contradiction avec l'idée de phlogose, et ce qui, au demeurant, ne s'observait pas après le traitement tonique ou sudorifique que nous avons indiqué. — Combien de ces traînards, de ces pauvres *grippés* n'avons-nous pas eu occasion de traiter et de guérir en peu de jours ou de leurs catharres ou de leurs pneumonies chroniques par les anti-spasmodiques toniques, l'éther, le camphre, le castoréum ?..... Y a-t-il à cela rien d'étonnant lorsque les mêmes moyens réussissent bien mieux que l'émétique dans la période sub-aigue des inflammations pectorales ordinaires?..... Évidemment, pour nous, la grippe de 1837 fut dès le début ce que les affections broncho-pulmonaires communes, sont vers la fin, une affection sub-aigue. Un traitement identique s'apropriait donc à ces deux extrêmes.

Plus tard, nous eûmes occasion d'observer de ces pneumonies grippeuses survenues ex-abrupto *par une sorte de métastase*. En effet, quelques malades qui n'avaient présenté que pendant un ou deux jours, ou même quelques instants, tous les symptômes de la grippe, céphalalgie, douleurs dorso-lombaires, angine, corysa, et même de la moiteur, les virent, quelquefois, sous le coup de la lancette, ou naturellement, disparaître tout-à-coup pour présenter les phénomènes suivants : points de côté, crachats rouillés, crépitations, dispnée, yeux caves, cernés, face terne, joues creuses, température cutanée plutôt en dessous qu'en dessus de l'état normal, pouls petit, lent et sans vigueur.

Du soir au lendemain, du matin au soir, une potion stibiée avait en quelque sorte amené le dégorgement, la cessation du râle crépitant, et, fait disparaître la couleur rouillée des crachats, mais ce n'était là qu'une amélioration momentanée : l'organe respiratoire se rengorgeait promptement, si l'on n'administrait pas aussitôt les anti-spasmodiques toniques dont j'ai parlé.

Convaincu que leur utilité était la plus saillante, après quelques essais, nous abandonnâmes quelquefois l'émétique, et l'emploi seul des anti-spasmodiques toniques, des excitants, le punch au thé, lui-même, aidés le plus souvent d'un vésicatoire, nous donnèrent *sans saignée* une prompte guérison, au point que, dans dix ou douze jours, une convalescence solide permettait à nos malades de respirer l'air du dehors. Tandis que ceux qui furent traités antiphlogistiquement, ou ne guérirent pas, ou restèrent plusieurs mois au lit.

Nous arrivons à une autre transformation grippeuse, et c'est la plus intéresante.

Nous voulons parler de ce typhus ataxo-adinamique, malheureusement célèbre dans le département des Landes, qui survint quelque temps après les pneumonies atoniques dont nous venons de parler. Voici quels furent les principaux traits de sa physionomie.

Presque toujours lassitude, céphalalgie plus ou moins prononcée, douleurs vagues ou fortes au dos, aux lombes, à la poitrine, dans les membres, quelquefois des crampes comme cela s'était vu, aussi, dans la grippe. Comme dans les dernières pneumonies sus-mentionnées, symptômes d'angine, de corysa, de larmoiement : souvent encore, moiteur; comme pour les mêmes pneumonies, cessation brusque de ces dernières manifestations, puis explosion des phénomènes suivants :

Parfois le malade se roule dans les convulsions et s'agite dans un délire subit, qui peut aussi exister sans désordres musculaires (forme délirante). — Si l'on fixe son attention et qu'on l'invite à boire (signe *caractéristique* de ce délire spécial), il prend souvent volontiers la boisson, l'introduit ou la laisse introduire dans sa bouche, mais à peine a-t-elle touché le palais, qu'il la renvoie au loin à la manière des dégustateurs de vin. — Nous avons vu ce délire escorté de symptômes de rage, les convulsions prendre une tournure hystérique ou épileptiforme chez des individus qui avant ou depuis n'ont offert rien de pareil. Ce déroulement morbide précède, suit ou alterne avec *la symptomatologie* qui suit :

Le malade tombe comme frappé de la foudre : il a complètement perdu l'usage de ses sens. Ce que l'on voit rarement dans le délire, il serre les machoires *(trismus)*, et, renversant la tête et le tronc en arrière *(opisthotonos)*, le plus souvent il se débat par moments dans les convulsions, exécute des mouvements automatiques, offre les mêmes gesticulations que le bœuf que l'on vient d'abattre à la boucherie. Les paupières sont convulsées, les yeux roulent dans l'orbite; quelques-uns de ces symptômes manquent dans le plus haut degré du collapsus. Alors les paupières restent fermées, les convulsions sont rares, par intervalle, et la bouche se laisse facilement entr'ouvrir. Dans tous les cas, la figure est terne ou vultueuse, l'aspect de la peau est naturel ou livide; on y voit souvent des vibices, des vergetures.

Dans l'une ou l'autre de ces deux formes morbides : *forme délirante* et *convulsive avec ou sans symptômes de rage, d'hystérie, d'épilepsie; forme convulsive avec collapsus ou perte totale des sens,* la température de la peau et l'intensité du pouls tendent continuellement à s'effacer. Selon les oscillations en plus ou en moins de l'une et de l'autre, il y a alternativement passage du délire au collapsus, et du collapsus au délire.

Lorsque l'action délétère a débuté par la sidération cérébrale, le patient peut, sans réagir (et cet événement est presque constant et fatal lorsque le malade est abandonné à lui-même, ou surtout, qu'il est traité par les saignées), le patient, disons-nous, peut sans réagir, être emporté le plus tard dans quelques jours, le plus ordinairement dans quelques heures et même dans quelques instants. Ou bien il peut mal réagir, repasser au délire, cesser de réagir et retomber dans le collapsus pour rendre le dernier soupir sans conscience aucune. Si la forme délirante a précédé, les mêmes phénomènes peuvent s'observer dans un ordre inverse.

Chez les plus heureux (et cela ne s'est guère vu que pour ceux qui furent plus ou moins traités par notre méthode, soit seule, soit mêlée aux évacuations sanguines), ceux chez lesquels la réaction est plus complète, on la voit se manifester dans l'ordre suivant : peau chaude, pouls fréquent, assez rebondissant ; yeux rouges, larmoyants ; paupières demi-closes ; figure injectée, vultueuse ; — le malade n'a encore qu'imparfaitement repris l'usage de ses sens. A un degré d'intelligence plus marqué, lorsque le délire n'existe plus, les paupières s'ouvrent complétement, une transpiration insensible ou plus saillante, de fréquentes envies d'uriner suivies d'émission, font baisser les phénomènes de réaction, et tout s'apprête pour la convalescence.

Si la crise est imparfaite, le patient se plaint ou d'un violent mal de tête, de douleurs thoraciques simulant des affections pectorales, de douleurs dorso-lombaires ou dans les membres simulant des lésions rhumatiques. Quelquefois il n'accuse qu'un brisement général, de l'anéantissement, une angoisse très-pénible, s'exprimant par cette exclamation lugubrement répétée : « Ah ! mon Dieu ! ou par celle-ci : « Ha, ha, ha, ha ! » que le malade acclame avec une sorte d'intonation cadencée, mais triste. — Cette plainte, cette sorte de chant accompagne aussi une réaction complète. Nous connaissons même des individus qui depuis 1837, sont encore sujets par intervalles éloignés à cette espèce de soupir involontaire et ainsi accentué.

Parmi les phénomènes qui furent les plus fidèles compagnons d'une crise incomplète, on peut compter une surdité indélébile, le strabisme, des paralysies, une susceptibilité syncopale à périodes irrégulières.

L'ensemble de cette évolution morbide vous retrace, en un mot, la physionomie de la grippe, avec cette différence que les symptômes d'irritation broncho-pituito-pharyngienne ont ordinairement disparu ou ne reparaissent, comme nous l'avons aussi observé dans les pneumonies grippeuses, que pour redisparaître aussitôt à la manière des phénomènes métastatiques qui ont conduit un malade aux portes du tombeau.

Telles furent les principales expressions phénoménales de cette dernière transformation, de cette métastase de la grippe, que nous qualifions du nom de typhus ataxo-adynamique.

Pour compléter le tableau, nous ajouterons que nous vîmes quelquefois marcher de front ce typhus et la pneumonie; que, dans ce cas, l'un et l'autre furent généralement moins intenses que pris séparément.

Voilà donc la manifestation morbide la plus saillante qui ne fut, à nos yeux, qu'une des transformations de la grippe de 1837.

En dehors du traitement que nous allons détailler, comme pour les pneumonies typhiques ou grippeuses, la mort en fut presque toujours la suite inévitable et d'autant plus certaine, que l'on avait moins ménagé les évacuations sanguines.

Voici l'impression que porta dans notre esprit le premier malade que nous vîmes : celle d'un malade faisant de vains efforts de réaction contre une sorte de poison, d'agent inconnu, dont l'influence avait par avance épuisé la force nerveuse. En un mot, c'était une oscillation tantôt excentrique, tantôt concentrique, sans *éréthisme* et même avec *diminution* de la force vitale; nous fumes bientôt confirmé dans cette idée et par l'état du pouls qui s'affaissait à chaque instant, et par l'effet désastreux des saignées employées seules, et par l'historique de la maladie, qui établissait son analogie comme sa connexion avec la grippe et les pneumonies atoniques que nous venions d'observer.

Il était clair pour nous que l'inflammation apparente du cerveau et de la moëlle épinière, que leur engorgement, n'étaient que le résultat de l'amoindrissement de l'influs nerveux déterminé par une puissance occulte toute nouvelle. Nous comprimes à merveille que, pour que la circulation se fit d'une manière normale, il fallait que l'innervation fut aussi dans l'état normal : que le sang pouvait aussi bien *faire stase* dans un organe, dans l'arbre cérébro-spinal, qu'y être *métaphoriquement appelé :* qu'ainsi, les congestions et de l'encéphale et son prolongement rachidien que nous observions, étaient primitivement un effet et non une *cause;* que, cet effet, l'engorgement faisant office de corps étranger, pouvait bien conduire à des tentatives de réaction simulant les phénomènes inflammatoires ; mais, que si tant on voulait admettre ici une inflammation, que cette inflammation était déterminée et entretenue par des circontances opposées à celles où on la voit d'ordinaire s'engendrer ; que, du reste, cette inflammation produite par une force *vis a tergo* et non par un *appel* du sang, s'associait à un défaut de ton de l'ensemble de l'organisme : et, qu'étant souvent développée et toujours accrue par les évacuations sanguines, elle ne laissait rien de satisfaisant ni pour l'esprit, ni pour les inductions thérapeutiques basées sur les données de la méthode dite *physiologique.*

Il fallait donc pour rendre impuissante la cause qui, en frappant les centres nerveux en général et plus particulièrement l'axe cérébro-spinal d'*inertie,* portait le trouble et le désordre dans leurs fonctions, avoir recours à des moyens capables de provoquer définitivement un *mouvement excentrique* capable de vaincre une *concentration vicieuse.*

Vu l'affaissement de la force vitale qui constitua le typhus ataxoadinamique, les vésicatoires et les sinapismes *seuls* furent d'une telle impuissance que, loin d'améliorer *sensiblement* la marche de la maladie, ils ne l'empêchèrent même jamais de s'établir, lorsqu'on y eut recours dès les premiers symptômes de l'invasion. Toutefois ils ne furent que sans valeur, tandis que la saignée *seule* fut constamment *aggravante.*

Comme dans les maladies inflammatoires elles-mêmes, il arrive un moment où les concentrations matérielles qui se sont faites, ne se dissipent pas quoique l'éréthisme général ait cessé, et, qu'alors les anti-spasmodiques toniques, surtout, en provoquant un mouvement excentrique, amènent à souhait les dégorgements, la résolution; c'est à eux que nous eûmes recours. Et le succès le plus prompt et le plus complet couronna généralement (dans plus des cinq sixièmes des cas) nos inductions analytiques.

Nous pourrions corroborer nos assertions par des rapports individuels qui prouveraient que nous avons obtenu un succès à peu près constant, mais notre intention étant plutôt de laisser un guide sûr à ceux qui viendront après nous si la maladie venait à se renouveler, que d'ouvrir le champ à des discussions trop souvent stériles, pour éviter du reste des détails fastidieux et fatigants, nous nous bornerons à ne parler que des résultats généraux.

Dans le principe, après avoir introduit de vive force une cuillère à bouche de fer ou d'argent entre les dents du malade, la tenant horizontalement, nous l'emplissions d'éther, de teinture de castoréum ou d'assa-fœtida, et nous faisions avaler le contenu en relevant assez la tête du patient pour qu'il n'en pénétrât rien dans les voies aériennes, accident qui pouvait procurer une mort prompte, et que, du reste, le cas échéant, on pourrait éviter avec la sonde œsophagienne.

En règle générale, par ces moyens, ceux qui étaient dans le collapsus, passaient dans quelques heures, dans quelques instants au délire, puis à la connaissance complète. Les uns étaient immédiatement guéris et ne gardaient que deux ou trois jours de lassitude. D'autres restaient plus ou moins long-temps malades, quoique le cerveau fut complètement débarrassé. Ceux qui n'avaient que le délire, guérissaient d'ordinaire plus vite et d'une manière définitive. Pour régime, aussitôt qu'il y avait retour des sens et de l'intelligence, nous donnions du bouillon et du vin.

Le punch et l'alcool nous ont, à peu près, donné les mêmes résultats que les moyens précités. Le camphre dissous dans de l'alcool pur, dans de l'éther, dans une teinture anti-spasmodique tonique quelconque, ou même en substance à la dose de quinze à vingt grains pris exabrupto, nous a donné les résultats les plus prompts, les plus constants et les plus positifs. En un mot son succès dans cette maladie a été, pour le moins, aussi puissant que peut l'être la quinine contre une fièvre pernicieuse.

En effet, par le camphre, les malades, le plus souvent, dans le cas même de collapsus ou de perte absolue des sens avec convulsions, trimus et opisthotonos, reprenaient presqu'instantanément connaissance, sans passer par la période de délire, et en étaient quittes pour deux ou trois jours de faiblesse. La soudaineté de ce résultat a été constante chaque fois que le collapsus n'existait que depuis six ou huit heures.

Plusieurs fois nous avons observé des rechûtes; elles eurent presque toujours lieu par ces deux causes principales : l'exposition aux transitions de température et l'invasion d'accès intermittents; aussi donnâmes-nous fréquemment de la quinine pour consolider les bons résultats que nous avions obtenus.

Les vésicatoires et les sinapismes nous ont aussi paru utiles, soit pour aider à la guérison, soit pour éviter les rechûtes : les premiers nous parurent surtout avoir de l'importance, parce que nous croyons qu'en général, dans les grandes commotions morbides de l'organisme, une dépuration purulente est plus ou moins indispensable.

Si donc quelqu'un a occasion d'observer après nous le typhus que nous avons décrit, qu'il fasse immédiatement avaler une cuillère à bouche d'éther avec quinze ou vingt grains de camphre, qu'il donne ensuite douze grains de sulfate de quinine et qu'il applique pour les cas les plus graves, un vésicatoire à la jambe et des sinapismes. Dès le même jour, ou le lendemain, le malade sera mis à l'usage du bouillon et du vin.

Quant à la saignée *seule*, elle nous a toujours paru désastruse. On peut dans certaines circonstances y recourir sans inconvénient, peut-être même avec le plus grand avantage, pourvu que sans en attendre l'effet, on applique immédiatement après, la méthode que nous conseillons.

La saignée selon nous, n'est utile dans cette maladie que pour donner au cœur plus de facilité pour remuer une masse sanguine devenue par son fait moins considérable. Elle agirait d'une manière analogue à son mode d'action dans l'asphyxie.

Un épiphénomène, des *vomissements fréquents* que nous avons quelquefois observé dans le typhus, ne contr'indiquent point l'emploi des moyens que nous conseillons. Mais si le malade vomissait la première cuillère d'éther camphré, il faudrait, s'il ne reprenait pas promptement ses sens, en donner une seconde, comme nous l'avons fait avec succès.

Pour nous résumer, la grippe de 1837, les pneumonies atoniques et le typhus ataxo-adynamique qui la suivirent à partir de la fin de Mars de l'année 1837 et successivement, du mois de Novembre des années 1838 et 1839, pour cesser, *au moins avec tous leurs carac-*tères *primitifs*, durant la période d'été de ces différentes années, ne furent à nos yeux qu'une oscillation morbide avec prédominence de concentration, soit sur l'axe cérébro-spinal, soit sur les nerfs qui gouvernent l'action des poumons, du cœur et de l'appareil digestif, *sans éréthisme patent et réel*, du moins dès le début, en supposant que, dans le cours de la maladie, il ait jamais réellement existé, surtout généralement.

Il fallait donc, d'après la théorie, avoir recours à des agents qui, -lorsque des concentrations morbides existent sans *éréthisme, avec une diminution du ton général de l'organisme*, fussent capables de produire l'*expansion, l'action au dehors*, de généraliser la circulation. Comme nous avions observé dans la période atonique des maladies ordinaires, que les anti-spasmodiques toniques surtout, produisaient cet effet; que dans la pneumonie, on pouvait, avec leur aide, se passer avec avantage de la potion Rasorienne, qu'au surplus le contro-stimulisme ne pouvait être ou qu'une révulsion réelle, ou qu'une action au dehors, une *sorte de révulsion* par les *capillaires;* c'est à eux que nous eûmes recours, et nos déductions furent suivies, quoi qu'on en ait dit, d'une foule de succès les plus complets, les plus étonnants et les plus curieux que puisse peut-être enregistrer la science médicale.

Si nous eussions moins écouté et notre conscience, et les intérêts de l'humanité, et l'amour de notre état, et que, ce qui nous eut été aussi facile, aussi commode qu'à tout autre, nous eussions suivi les routes battues, conclu, comme on le fit, de quelques apparences, à une entité morbide imaginaire, l'*inflammation*, nous aurions douloureusement échoué, mais nous eussions peut-être été moins en butte au blâme, aux quolibets et à la calomnie.

Ce n'est pas un reproche que nous adressons à nos honorables Confrères, à tous du moins. L'esprit humain, chacun le sait, à une tendance invincible à lutter avec la meilleure foi du monde contre ce qui contrarie ses habitudes, soient physiques, soient intellectuelles. Tout novateur doit porter sa croix. Et ceux même qui occupent le trône de la raison et de la science du jour, croient vous faire une grâce en n'employant contre vous d'autres armes que le sourire du dédain.

Ce que nous venons de dire de la grippe et de ses transformations, offre, indépendamment des inductions théoriques et pratiques qui en naissent, un intérêt un peu plus qu'éventuel. En effet, depuis 1837, quoique nous ne puissions pas dire *in cauda venenum*, nous avons eu presque chaque année, occasion d'observer, soit des cas de collapsus ou de délire simulant, à la brusquerie d'invasion et à l'intensité près, ceux que nous avons décrits, soit des pneumonies typhiques.

Cependant la plupart des cas, mais pas tous, différaient des cas antérieur par un mélange d'excitation et de prostation vitale. Ou au moins, après une ou deux saignées modérées, l'affaissement vital était seul mis à nu. Aussi nous avons encore vu le camphre faire merveille, soit pour ces pneumonies délirantes, soit pour le typhus : cela sans préjudice de la révulsion ordinaire.

Pour le collapsus, et *a fortiori*, pour le délire, comme les malades, ou ne perdent pas totalement ex-abrupto tout sentiment, comme par le passé, ou qu'ils le conservent, après une saignée, ce dont nous nous dispensons pour les très-jeunes enfants, quelquefois même, mais très-rarement pour les adultes, nous faisons immédiatement manger à ceux-ci quinze ou vingt grains de camphre, beaucoup moins aux enfants, ce à quoi, du reste, on ne parvient qu'en commandant avec autorité et même avec rudesse, leur mettant le camphre dans la bouche, et le faisant passer en leur faisant avaler un péu d'eau. Dans quelques instants ces malades reprennent leurs sens et l'intelligence; et dès le lendemain on n'observe plus qu'un peu de faiblesse.

Nous espérons qu'on nous pardonnera les longueurs de ce petit Mémoire, et que, lorsqu'il aura été médité dans toutes ses parties et dans toutes ses conséquences, il ne paraîtra pas sans utilité; que l'on aura moins à nous reprocher la minutie de détails auxquels nous pourrions beaucoup ajouter, que ce qu'il y a d'incomplet. Mais comment traiter à fond un sujet médical quelconque, puisque tout se tient, tout se lie, dans le vaste domaine de l'art de guérir?...

Aussi, si nous réclamons les égards de la docte assemblée, c'est moins pour la moisson que nous lui apportons, qu'en récompense des efforts que nous faisons chaque jour pour payer la part de ce que chacun de nous doit à l'humanité.

Mugron, le 1er Avril 1857.

CONCENTRATIONS

ET EXPANSIONS VITALES

ou

DE DIVERS ÉTATS MORBIDES

ET

DE LEUR TRAITEMENT

Sɪ l'on promène sa pensée au milieu des cadres nosologiques et que l'on compare les différents groupes symptômatiques qui ont reçu *un nom*, aux résultats que donne l'observation clinique, on reste convaincu et que ces cadres ne représentent pas toujours la maladie de tel individu, et que, même lorsqu'on peut faire rentrer cette maladie dans ces cadres, elle se différencie, d'ordinaire, par une physionomie qui lui est propre, du groupe symptômatique de même appellation. De sorte qu'il serait plus philosophique, en règle générale, de dire : une cephalite, une pneumonie, une pleurésie, une gastrite, une néphrite, une dothinentérite, etc., etc., avec tel ou tel état morbide, que de dire tout court telle maladie *ainsi appelée.*

Enfin, dans un temps donné surtout, la maladie organique ou non, qu'on la désigne comme l'on voudra, a son cachet caractéristique et particulier. C'est pour cela que, dans le cours de la même maladie, on pourra être conduit à employer avec avantage des moyens tout opposés. Broussais, qui, malgré la variété des causes, malgré la variété du stratum idiosyncrasique, conclut constamment à l'identité du résultat, méconnut complètement le *quid divinum* de nos souffrances corporelles. C'est ce que nous allons essayer de rendre saillant par quelques exemples épars, dont les uns se rattachent à ce que l'on pourrait appeler *concentrations épigastriques;* d'autres, à des concentrations vitales moins définies; d'autres, enfin, à des expansions vitales, et même chez tel sujet et dans le cours de la même maladie, à des concentrations et expansions vitales alternatives, qu'il y ait ou non, d'ailleurs, ce que l'on peut comprendre par altération organique.

Que si on arguait, à priori, que toute lésion vitale reflète une lésion organique, il faudrait, au moins avouer que cette lésion n'est pas toujours sensible; et que, lors même qu'elle est la plus patente, elle n'est pas toute la maladie. Cela posé, nous allons chercher à jeter quelque jour sur cette question. Entrons en matière :

1°. Mme C..., âgée de plus de 60 ans, est depuis deux ans sujette à des métrorrhagies avec des douleurs lancinantes à l'hypogastre. Cet état s'aggrave; elle s'alite. Le spéculum donne à un de mes confrères la certitude d'un squirrhe ulcéré de l'utérus. Malgré un traitement *qd hoc*, le marasme, le délire et le hoquet de l'agonie, ne tardent pas d'annoncer une fin prochaine; deux douches d'eau tiède de dix minutes sur l'épigastre, font presqu'à l'instant disparaître le délire : le pouls se relève et le calme se rétablit dans quelques heures, au point que, dans l'espace d'un mois, la malade reprend de l'embonpoint et l'aspect d'une bonne santé. Huit mois après, à la suite d'un asssz long voyage, pendant que nous étions nous même au lit, elle retombe et meurt.

2°. B..., âgé de 62 ans, avait un eczéma chronique à chaque jambe. Les plaies se sèchent, il tombe malade; appelé en consultation le deuxième mois de sa maladie, nous constatons les phénomènes suivants : marasme effrayant, urines troubles, épaisses, pouls petit, fréquent, pas de chaleur; douleurs vésicales avec dysurie qui avaient fait soupçonner des calculs. Depuis treize jours le malade a un hoquet strident qui ne cesse pas. Il a constamment vomi tout ce qu'on lui a donné, même l'eau; le spasmo du pharynx et de la glotte rend la déglutition presqu'impossible, saccadée; les vésicants, les sinapismes, les anti-spasmodiques, n'ont rien produit. Une douche d'eau tiède d'un quart d'heure sur l'épigastre, appaise le hoquet. Une demi-heure après le malade boit un demi-verre de lait, qu'il retient. Six autres douches successives, deux par jour, déterminent la convalescence. Ce malade à vécu depuis en bonne santé pendant huit ans, terme où il fut enlevé dans quelques minutes par une appoplexie pulmonaire, due à la rétrocession du double eczéma qui avait reparu avec le retour de l'embonpoint.

3°. Ma mère a eu des rhumatismes à l'âge de 70 ans. Quelques mois après elle s'alite ; — fièvre lente, continue, vomissements fréquents ; douleurs épigastriques continuelles ; quelquefois selles couleur marc de café ; depuis deux mois qu'elle est dans cet état, rien n'a pu amander ces fâcheux symptômes : il y a beaucoup de maigreur. Un de mes confrères soupçonne un squirrhe entérique. Quelques douches sur l'abdomen font promptement cesser tous ces accidents après avoir amené une amélioration immédiate. Ma mère, jusqu'à sa mort, survenue à 83 ans, a toujours joui jusque-là d'une bonne santé, n'ayant surtout jamais rien présenté, depuis sa guérison, qui put faire soupçonner une lésion de l'estomac.

4°. M. I...., vieillard, âgé de 68 ans, est malade depuis quatre jours. Peau halitueuse, fièvre forte, hoquet *incessant* depuis la veille, ne laissant pas une seconde de repos et menaçant ses jours. La quinine, l'opium, l'éther, les révulsifs ont totalement échoué. Appelé en consultation, nous faisons immédiatement une douche d'eau tiède sur l'épigastre. Une heure après la douche, le hoquet ne se manifeste que faiblement et à longs intervalles ; une seconde douche, faite six heures après la première, l'enlève entièrement. Mais, la fièvre persistant, nous sommes porté à croire que nous avons à agir contre une pernicieuse larvée ; nous faisons prendre en deux doses, le même jour, 24 grains de sulfate de quinine. Le lendemain, le malade était sans fièvre, et au bout de quatre jours il avait quitté le lit.

5°. P......, laboureur, est tourmenté depuis cinq jours de vomissements et d'une colique affreuse ; les saignées, les révulsifs, les bains n'ont produit aucun amendement. Un de nos confrères soupçonne un vulvulus ; une seule douche d'un quart d'heure, loco-dolenti, fait disparaître ces fâcheux accidents, et le patient ne tarde pas à reprendre ses travaux.

6°. Mlle A..., a une pneumonie ; les saignées et les révulsifs n'amènent pas la résolution. La malade se plaint de malaise précordial, le hoqnet se manifeste bientôt ; une seule douche sur la région du mal, détermine une amélioration sensible ; une seconde douche est suivie d'un bien-être marqué, et la guérison ne se fait plus attendre.

7º. M. N...., meûnier, âgé de 40 ans, a depuis douze jours une cruelle dyssenterie qui a nécessité trois saignées, des vésicatoires et des sinapismes. Il y a eu jusqu'à plus de cent selles par jour. L'affaiblissement du pouls, l'altération des traits, le hoquet continuel annonçaient déjà une fin prochaine. Une seule douche de quelques minutes sur l'abdomen, dissipe ces symptômes alarmants. Le flux dyssentérique avait cessé dès le lendemain, et le malade reprit assez promptement sa santé et ses forces.

8ó. Mlle E.... est prise d'une dyssenterie des plus graves ; le cinquième jour de la maladie, paleur mortelle, affaiblissement du pouls, hoquet, état syncopal alarmant. Trois heures après l'action d'une douche de dix minutes, le hoquet avait cessé. Dès le lendemain elle n'eut plus besoin que de quelques gouttes de teinture de castoreum qui, en relevant ses forces, hâtèrent sa guérison.

9º. M. B......, vigneron, est souffrant depuis plus de deux mois. *Subito,* une forte fièvre le prend et l'oblige à garder le lit. L'interrogatoire nous donne la certitude qu'une dyssenterie de forme chronique vient de passer à l'état aigu. Il y a quelques hoquets éloignés. Dans la nuit le malade, qui accuse des selles fréquentes, peu copieuses et mêlées de sang, s'est levé plus de soixante fois. Nous ordonnons de prendre trois ou quatre litres d'eau froide dans la journée. Le lendemain, la nuit n'avait fourni que six selles. Même traitement et un vésicatoire au mollet. Le troisième jour la fièvre et la dyssenterie avaient cessé. Je permets le chocolat au lait, et le malade reprend vite sa santé.

10º. Depuis quelques années, nous n'avons plus que fort rarement occasion d'observer le hoquet dyssentérique. Voici pourquoi : tous nos dyssentériques guérissent en 48 heures, trois jours environ, quelquefois plus tôt (nous en sommes nous même un exemple), par la méthode suivante :

Dès notre première visite, nous conseillons à nos malades, d'avaler *ex abrupto,* de moment en moment, un verre d'eau froide, jusqu'à consommation de deux à quatre litres dans la journée. —

Dès la première nuit ou plus tôt, les coliques cessent, les selles sont ordinairement réduites à deux ou trois, quel que fût leur nombre journalier. Dès le lendemain, à notre seconde visite, une saignée du bras, continuation de l'eau froide. La dyssenterie, d'ordinaire, s'arrête dès-lors brusquement. Cet effet obtenu, à cause d'une légère transpiration qui survient, l'eau froide est remplacée par l'eau de riz tiède, aiguisée de vinaigre. Dans quelques cas fort rares, la dyssenterie résiste le plus six ou sept jours. Alors, dès le troisième jour, nous avons eu soin de mettre un vésicatoire à la jambe, de pratiquer aussi, quelquefois, une seconde saignée. — Une remarque importante et intéressante à la fois est celle-ci : nous excluons les clystères et les opiacés Le premier de ces moyens fatigue inutilement le gros intestin, le second le plus souvent ne fait que renfermer le loup dans la bergerie, c'est-à-dire que n'étant que dirigé contre un effet, la douleur, il ramène souvent une mauvaise réaction accompagnée du renouvellement des épreintes, des ténesmes, des selles mucoso-sanglantes. En effet, dans la concentration vitale, compagne nécessaire de la dyssenterie, l'éréthisme reste facilement masqué par l'affaiblissement qu'amènent la sécrétion et la douleur. Dans ce cas, tous les irritants internes, comme l'opium, déterminent une réaction funeste, un réveil fatal de la puissance vitale qui n'était qu'endormie.

Ce n'est pas que, quelquefois, la dyssenterie ne puisse exister (exemple, les cholérines dyssentéri-formes) avec un défaut de forces radicales; mais, c'est une très-rare exception, pour laquelle l'eau froide à l'intérieur ne serait, toutefois, nous l'avouons, qu'un moyen sans valeur, auquel il faudrait préférer les douches, même en l'absence du hoquet et des battements anormaux du tronc cœliaque et de l'aorte ventrale qui peuvent l'accompagner, et qui, sans ce moyen, empêcheraient la guérison.

Je suis appelé auprès de M. P. C., laboureur. Depuis 18 jours il est retenu au lit par un hoquet idiopathique incessant. Pouls petit, peau froide, langue rouge et sèche. Saignées, révulsifs, opium, éther, ont échoué; le patient rejette aliments et boissons. — Un lavement d'eau froide à cause de l'état de la langue, qui nous semble dû aux remèdes employés à l'intérieur. — Deux heures après, une couche d'eau tiède, 26 ° Réaumur, sur l'épigastre. Le lendemain, langue naturelle, cessation du hoquet depuis deux heures de la nuit. Dès ce moment, le malade, laissé entre les mains de celui qui lui avait donné les premiers soins, a marché à grands pas vers la guérison.

Mlle M... est atteinte d'une variole confluente. Les boutons s'affaissent; pouls petit, accéléré, pétechies, respiration précipitée, anxieuse, incohérence d'idées. Une compresse de flanelle, imbibée d'eau-de-vie camphrée froide, arrosée d'éther, appliquée vivement sur l'épigastre pour ne pas laisser volatiliser l'éther, qui *doit être en contact avec la peau de cette région,* amène le calme dans l'espace de trois heures. Dès le lendemain les boutons reprennent de la vigueur, il s'en manifeste de nouveaux, et la maladie poursuit paisiblement son cours accoutumé jusqu'à bonne guérison.

Mlle C...., métayère, offre à peu près les mêmes symptômes, et le même traitement amène les mêmes résultats.

Marie, vigneronne, âgée de 20 ans, est couverte d'une variole confluente. Les boutons s'affaissent, peau universellement violacée, pouls misérable, précipité, respiration pénible, paroles entrecoupées, sans suite. Les sinapismes n'ont rien produit. Cette malade paraît devoir succomber dans la nuit. Il est dix heures du soir. Dans l'espace de demi-heure ou trois quarts d'heure, je fais avaler six verres d'eau froide. Au matin, le pouls s'est relevé, la teinte bleue des téguments a disparu. La respiration est calme, normale, le pouls ferme; de nouveaux boutons ont surgi. Cette amélioration s'est soutenue jusqu'à guérison. Nous remarquerons qu'en pareille occasion nous avons toujours vu les autres traitements échouer.

M. G......, âgé d'environ 60 ans, est depuis quelques jours retenu dans son lit par une fracture du fémur. Appelé en consultation, nous notons les symptômes suivants : peau chaude, pouls petit, fréquent, traits altérés, affaissement, hoquet réitéré. Deux saignées et les anti-spasmodiques n'ont produit rien de sensiblement avantageux. Une compresse d'eau-de-vie camphrée, froide, arrosée d'éther, renouvelée d'heure en heure sur l'épigastre, fait, dans la nuit, disparaître ces accidents. Et, dès-lors le malade n'eut plus à se préoccuper que de la consolidation de la fracture.

Mme veuve P...., âgée de 56 ans, est prise subito des symptômes suivants : vomissements et selles répétées de couleurs lactescente, pouls nul, peau cyanosée et conservant partout l'impression du doigt comme dans l'œdème. Yeux rapetissés et profondément enfoncés dans l'orbite. Voix très affaiblie, crampes, froid cadavérique, soulèvement épigastrique et hoquet; ces accidents ont paru depuis une heure. Sinapismes, vésicatoires; d'heure en heure une cueillère d'une potion avec belladona, opium, éther, assa-fœtida et ammoniaque. Le lendemain, la malade s'était un peu réchauffée : pouls faiblement perceptible, persistance des autres symptômes. On continue à distances moins rapprochées la potion; application d'heure en heure sur l'abdomen des compresses d'alcool camphré et éthéré, amélioration promptement fort sensible. Au bout de cinq jours, tous les accidents avaient granduellement disparu et la malade était, le sixième jour, convalescente. — Ce qu'il y a de curieux dans cette observation, c'est d'y trouver tous les caractères du choléra asiatique, quoique dans la contrée il n'y eut alors rien qui ressemblât à ce terrible fléau.

Mlle I...., tisserante, s'alite. Pouls fort et vibrant, chaleur acre et intense, surtout aux pieds et aux mains, qui offrent une sorte d'empâtement et d'intumescense (symptômes caractéristiques de ce genre de fièvre ataxique, d'aberration de la température vitale); manque de sommeil, céphalalgie; le malade accuse du malaise précordial, une pesanteur épigastrique. Trois saignées ne paraissent pas avoir amendé cet état. Certain, comme nous l'avions observé jusqu'alors chaque fois que nous avions trouvé ce cortège morbide, qu'une nouvelle saignée, quoique le pouls fut encore assez fort, n'opérerait rien contre le désordre et l'intensité de la calorification; que, malgré les vésicatoires et les sinapismes, la tête et les poumons s'engorgeraient vers le dixième jour, nous eûmes recours à une douche sur l'épigastre. Le jour même de la douche, la température vitale s'amoindrit et se généralise d'une manière égale. Le malaise résultant de la concentration épigastrique que paraissait assumer le grand-sympathique, cesse; la malade dort toute la nuit, et dès le lendemain les symptômes de la convalescence se déclarent. —Depuis, nous avons eu plusieurs fois occasion de rencontrer ce genre d'ataxie signalée par *une chaleur extrême des pieds et des mains*, et la douche nous a constamment réussi, tandis que, jusque-là, les autres moyens n'avaient pu conjurer la mort.

Nous pourrions ajouter bien des exemples analogues aux différents cas de concentration vitale que nous venons de citer; nous
pourrions parler des succès que nous avons obtenus par *un lavement d'eau froide,* ou, dans la rétrocession des maladies éruptives,
variole, scarlatine, rougeole, ou, dans leur éruption difficile caractérisée souvent par un coma subit avec figure terne et mort immi-
nente et certaine, surtout chez les jeunes enfants. Mais comme ce
que nous venons de dire se rapporte en général à des concentrations
vitales affectant spécialement les viscères de la vie organique, et
surtout la région où les plexus solaires et semi-lunaires versent
leurs rameaux, et que, pour ce motif, je proposerai d'appeler
concentrations épigastriques, vu, du reste, que c'est plus spécialement à l'épigastre que s'adressent soient les douches, soient les
compresses imbibées d'eau-de-vie ou alcool camphrés, arrosées
d'éther, nous allons, avant de finir, donner quelques exemples
d'expansions vitales, lesquelles sont alternativement précédées et
suivies, et vice-versâ, cela jusqu'à l'oscillation physiologique qui
constitue l'état de santé, de la concentration vitale.

Marie D..., âgée de 9 ans, bien constituée, était au huitième
jour d'une fièvre remittente ataxique, accompagnée de diarrhée.
Il y avait peau terne, langue blanche et humide, un peu de somno-
lence. Après une dose de sulfate de quinine et quelques gouttes de
castoreum, la diarrhée et la fièvre paraissaient avoir disparu depuis
quelques heures. Subito, sans que la diarrhée revienne, le pouls
monte, prend de la fréquence; la peau s'échauffe; tout le corps,
la figure surtout, est rouge cramoisi (comme me le fit soupçonner
la constitution d'alors et la desquammation qui coïncida avec la
convalescence, il est probable que cette rougeur n'était que la
scarlatine qui ne put faire éruption que lorsque la diarrhée eut
disparu, et que tout le mystère de la maladie était là); sueur universelle excessivement abondante, spasme pulmonaire, oppression,
respiration rapide et convulsive; la malade promène vivement à
droite et à gauche, en balançant la tête, un regard sinistre, hagard,
comme béant. Elle a l'air de chercher machinalement le souffle et
la vie qui lui échappent : c'est en un mot une de ces agonies qui
enlèvent un malade dans quelques secondes et où il ne faut pas
hésiter. — Chemise froide, verre d'eau froide, croisée ouverte, un

seul drap pour couverture, que l'on agite par moment.—Dans peu d'instants, la sueur s'arrête, la rougeur disparaît; pouls calme, presque normal, chaleur naturelle; la malade paraît bien. —·Pour obvier aux accidents de la repercussion, vésicatoire et sinapismes. —Dans moins de dix minutes, Marie témoigne une douleur des pieds insupportable. Un de mes confrères présent, opine pour la soustraire à l'action de la moutarde, alléguant que la malade est bien, qu'il faut l'alimenter. Je me soumets en témoignant des craintes. Il est cinq heures du soir. Vers les six heures l'agonie revient avec concentration vitale. — Froid universel, anxiété, respiration courte, pouls petit et précipité. — Nouveaux sinapismes, qui restèrent plusieurs heures sans produire de douleur. Vers onze heures, le mal est à son *summum*. Le prêtre, en donnant l'extrême-onction, me demande si la malade a plus de dix minutes à vivre. Un flacon d'ammoniaque tenu dans les narines ne produit pas d'impression, quoique la malade ait sa connaissance : —Subito, perte des sens, flexion de la tête sur le thorax, la malade ne respire plus que par intervalle et avec hoquet; depuis demi-heure le pouls est insensible, et une moiteur visqueuse et froide commence à couvrir le front. — Je fais avaler dans un peu d'eau froide quarante gouttes d'ammoniaque. Dans quelques instants la malade reprend ses sens, le pouls se relève, une respiration complète se rétablit, et, au bout de cette scène de douleur, qui avait duré plus de sept heures, elle était sauvée. Dès ce moment on lui donna immédiatement un peu de bouillon. Au bout de huit jours un énorme abcès formé sous l'aisselle, dut être ouvert, et la malade, depuis lors, fit de rapides progrès vers sa guérison. Elle est aujourd'hui mère de deux enfants.

Anna, journalière, âgée de 18 ans, d'un tempérament sanguin, venait d'avoir une affection typhique caractérisée par la perte subite des sens, avec convulsion et opisthotonos. La convalescence paraissait entière lorsque, par un jour de neige, dans un réduit ouvert à tous les vents, elle fut prise inopinément des symptômes suivants : prostration, demi-perte de connaissance, délire, pouls élevé, fréquent, respiration haletante, sueur universelle. Cet état, au point où il était porté, permettait de saisir une de ces agonies qui enlèvent rapidement un malade. —Chemise froide, verre d'eau froide, un seul drap de lit pour couverture, sinapismes. — Avant que les sinapismes *eussent joué, dans l'espace de quelques minutes,* intelligence entière, cessation de la sueur, pouls calme, respiration normale. Une heure après, Anna venait de faire son testament, lorsque, pour obvier à la concentration qui aurait pu suivre le traitement employé, nous lui fîmes avaler douze grains de camphre. Dès le lendemain nous pûmes donner un peu de bouillon à la malade, qui, au bout de vingt jours, fut totalement guérie.

L....., vigneron, avait depuis plusieurs jours une pneumonie. Depuis deux jours tous les symptômes de cette maladie avaient disparu, et le malade était au bouillon, lorsqu'on vint nous dire qu'il était presque mort. — L'auscultation n'indique rien. Cependant, un pouls petit, fréquent, une sueur générale, le spasme respiratoire, le subdélérium indiquent une fin prochaine. — Chemise froide, eau froide par verrées, à intervalles rapprochés, ventilation *intermittente* avec le drap de lit. Au bout de six heures, vers minuit, cessation de la sueur, froid, affaissement spasmodique des sens. — Quelques gouttes de castoreum. — La chaleur et une douce transpiration ne tardent pas à se manifester, le délire cesse; le lendemain le malade était parfaitement bien. Il reprit le bouillon et recouvra promptement sa santé.

Julie, journalière, âgée de 18 ans, tempéramment sanguin, est prise d'une forte fièvre avec céphalalgie, douleur lombaire. — Saignée. — Le lendemain, sueur universelle très-copieuse, anxiété. On dirait une suette sur-aigue. — Après un verre d'eau froide et un instant de ventilation avec le drap de lit, calme et cessation presque subite de ces symptômes alarmants. Le soir, chaleur acre, fièvre forte, mais sans dyspnée. — Nouvelle saignée, vésicatoire. Le lendemain une éruption de variole se fit, et la marche en fut régulière jusqu'à sa guérison.

Ce ne sont pas là les seuls cas d'expansion vitale, de suette des agonisants que nous ayions eu occasion de guérir, mais ces quatre exemples que nous venons de retracer aussi succintement que possible, suffiront pour nous faire comprendre et pour mettre sur la voie en pareille occurrence.

Quoi qu'il en soit, avant que nous ayions le loisir de développer les idées qui sont implicitement renfermées dans les cas curieux que nous venons de relater, nous nous croyons autorisé, jusqu'à plus ample détail, à pouvoir néanmoins en conclure que *la maladie est un ébranlement de l'organisme,* que cet ébranlement précède, suit ou survit à la forme matérielle qui, généralement, fait la seule préoccupation et des anatomistes, et des écoles dites *physiologique* et *organique;* que cet ébranlement se traduit par un mouvement d'oscillation concentrique et excentrique gouvernant en général les maladies, quelle que soit l'intensité plus ou moins marquée de la lésion organique; que ce mouvement oscillatoire, soit concentrique, soit excentrique, qui existe à l'état physiologique, constitue, au delà d'une certaine limite, l'état morbide, et amène dans ses extrêmes, l'agonie et la mort. Que, par cela même qu'il existe dans l'état physiologique, il peut avec toutes les conséquences que nous venons de signaler, exister sans lésion organique; qu'ainsi, il peut se manifester diverses concentrations épigastriques, pectorales, cordiales, abdominales, spasme respiratoire, anxiété précordiale, hoquets, sanglots, éructations, vomissements, colique, battements du tronc cœliaque et de l'aorte ventrale, etc., etc., capables d'amener la mort *avec ou sans matière;* que cet ébranlement de l'innervation qui préside à la vie organique, qui gouverne principalement l'acte respiratoire, le cœur, les gros vaisseaux et les intestins, soit qu'il existe isolément ou qu'il accompagne diverses maladies, compromet indéfiniment la santé des malades, est même le plus souvent mortel, si après avoir satisfait à quelques indications que peut dicter l'état morbide général, telles que les révulsifs, les toniques, la saignée, les anti-spasmodiques, moyens toutefois souvent inutiles, on ne recourt pas promptement aux douches, aux compresses d'eau-de-vie éthérée et camphrée, et à l'eau froide à l'intérieur, en boisson et même en lavement.

En effet, tant que la concentration vitale persiste, la résolution de l'état organique qui peut l'accompagner ne se fait pas. Tandis que, dans ce cas même, il suffit souvent d'une ou deux douches, ou d'un lavement froid pour que tout rentre dans l'ordre et que la convalescence ne se fasse pas attendre.

Dire que l'oscillation vitale concentrique et excentrique gouverne en général les maladies, c'est dire que l'être vivant est *un,* qu'il vit plus par l'ensemble que par le détail; qu'ainsi, la mort se rapportant à l'ensemble, qu'il est futile de s'arrêter uniquement ou presque uniquement au détail, la lésion organique. Que, du reste, il est logique de fixer alternativement ses regards surtout sur le mouvement vital général, par cette autre raison qu'avant d'*être lésé* sur un point quelconque, il faut *être remué;* et que, comme il est impossible de savoir jusqu'où peut aller la résistance vitale dévolue à chaque individu quant à l'invasion de l'altération organique, on peut raisonnablement en conclure qu'on peut longtemps être *remué* ou *malade,* avant d'être altéré. Qu'au surplus, il suffit d'entrer dans un cabinet d'anatomie pathologique pour être convaincu que la mort ne se gradue pas toujours sur le degré palpable de la lésion organique. Que l'on peut vivre jusqu'à des altérations affreuses même des organes les plus importants, et que le scalpel s'épuise souvent en recherches inutiles pour révéler au pathologiste les causes de la cessation du mouvement vital. Il est donc plus logique, nous le répéterons, de se préoccuper davantage de l'ensemble des phénomènes vitaux que d'une lésion organique déterminée.

Notre vue théorique, comme nous espérons avoir l'occasion de le développer, n'exclut aucun des systèmes médicaux qui ont paru jusqu'à ce jour. Elle les rectifie, au contraire, les uns par les autres, mais tout en admettant, par exemple, que les différents agents thérapeutiques, ont leur action particulière et spéciale, elle leur reconnaît aussi, suivant les cas, une action commune, une action capable de déterminer, soit l'oscillation concentrique, soit l'oscillation excentrique.

De ce que les différents agents thérapeutiques, indépendamment de leur action spéciale et élective, provoquent l'oscillation vitale concentrique et excentrique, il ne faudrait pas en conclure que cette oscillation, qui n'est que la mise en scène des principaux éléments vitaux, *calorification, mouvement circulatoire, innervation, contractilité organique,* soit identique avec elle-même. Loin de pré-juger sa nature dont la différence doit être subordonnée à la variété des causes, nous ne faisons qu'exprimer ce fait : que la vie dont le principe échappe à toute analyse, se manifeste alternativement et par action *au dedans,* et par une action *au dehors ;* que le balancement régulier et modéré de ces deux actions, constitue la santé ; que la maladie naît des conditions opposées.

L'oscillation morbide, soit concentrique, soit excentrique, peut exister avec ou sans éréthisme local ou général. C'est là le Brouwnisme ou le Broussaisisme.

Lorsque dans une concentration morbide, comme dès le début du choléra et quelques états typhiques, il y a defaut général de ton, c'est *le temps* de combattre l'action *au dedans*, par une action *au dehors*, c'est *le temps* de la révulsion, action excentrique qui ne peut, à son tour, dépasser une certaine mesure sans compromettre la vie, auquel cas, pour rétablir l'équilibre, il faudrait momentanément produire une action opposée.

Ainsi, si une révultion trop forte produit la suette chez un cholérique, le malade succombe si l'on n'arrête pas momentanément l'excès de la sueur pour reproduire ensuite une transportation modérée. La *suette des agonisants* doit être menée de cette façon chaque fois que l'imminence de la mort n'a pas son explication dans une lésion organique et actuelle. On peut, ainsi, conserver souvent une vie près de s'éteindre.

La révultion ordinaire, sinapismes, vésicatoires, frictions, bains pediluves, etc., etc., ne s'adresse guère qu'à un organe, la peau. Son principal mode d'action consiste dans une modification de la sensibilité.

Or, comme la peau et la sensibilité, malgré leur immense importance, ne sont ni le seul organe, ni le seul élément vital; que les vaisseaux, comme présidant à l'action circulatoire, et la calorification, dépassent cette importance, vu que la température vitale et la circulation sont les principales manifestations vitales, puisqu'elles font le fond de la vie végétale, la révulsion ordinaire, disons-nous, est fréquemment insuffisante.

Lorsque cette révulsion, qui ne s'adresse guères au consensus vital qu'au moyen de la sensibilité, est impuissante, il faut avoir recours à la révulsion agissant et par les modifications de la température vitale, et par les modifications de l'action circulatoire dans ce qu'elle a de plus général, le jeu des capillaires.

Pour obtenir la première, on a, lorsque la méthode ordinaire a échoué, l'eau froide à l'intérieur et à l'extérieur, les douches d'eau tiède et les compresses d'alcool éthéré et camphré; les compresses sédatives de Raspail ne sont pas non plus à dédaigner.

Pour obtenir la seconde, on a les excitants généraux ou toniques, ou diffusibles, et la classe des anti-spasmodiques toniques surtout, qui, chaque fois qu'il n'y a pas d'éréthisme général ou local, comme dans l'irritation du canal intestinal particulièrement, provoquent un mouvement excentrique, ou révulsion par les capillaires.

Le contro-stimulisme n'est pas autre chose que cela, aussi, n'a-t-il un plein succès que lorsque la muqueuse intestinale est saine, et que le ton vital a baissé dans son ensemble,

L'action du quina pour combattre l'intermittence fébrile, est, aussi, du contro-stimulisme, une révulsion spéciale et élective agissant par les capillaires cutanés, et venant combattre la concentratration qui précède l'effort expansif qui est la seconde phase de la fièvre, phase quelquefois suivie d'une sueur qui la juge d'une manière plus ou moins complète et définitive. La quinine agit d'une manière analogue à cet effort expansif naturel; aussi n'est-on jamais bien sûr que la fièvre soit coupée, que lorsque l'administration du fébrifuge est suivie de sueur.

Le mercure, selon nous, dans la syphilis, agit aussi par une action contro-stimulante spéciale.

Au milieu de toutes ces actions diverses, ou naturelles, ou artificielles, d'expansion et de concentrations vitales, apparaissent les crises et les dépurations qui jugent la maladie et ramènent le balancement normal.

D'où il suit qu'il y a réciprocité d'action entre les liquides et les solides, et que, suivant les cas, on doit s'adresser, soit aux uns, soit aux autres, ou aux deux concurremment. C'est là toute la médecine. Mais nous n'avons voulu dans ce mémoire qu'établir ce fait : que lorsque la révulsion ordinaire, soit externe, soit interne, a échoué, on peut encore faire beaucoup par la révulsion qui agit soit à l'intérieur, soit à l'extérieur, sur les radicaux de la vie, la *calorification* et l'*action circulatoire*; et que, du reste, l'une et l'autre révulsion, la révulsion ordinaire et celle que nous signalons, se prêtent un mutuel et souvent un indispensable secours.

——∞∞∞∞——

SAINT-SEVER. — IMPRIMERIE DE P. SERRES, LIBRAIRE ET PAPETIER.